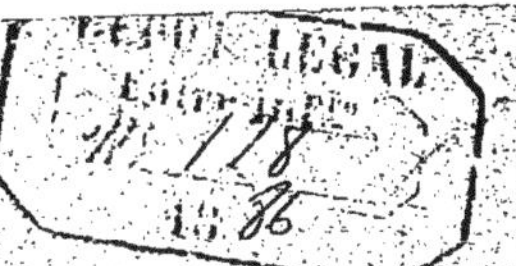

# CLINIQUE

## OPHTALMOLOGIQUE

## DU DOCTEUR TEILLAIS

## A NANTES

(ANCIENNE CLINIQUE DU DOCTEUR GUÉPIN).

NANTES,
Mme Vve Camille Mellinet, imprimeur de la Société académique,
Place du Pilori, 5.
L. MELLINET ET Cie, succrs.

1886

## SOCIÉTÉ FRANÇAISE D'OPHTALMOLOGIE

---

# MÉMOIRES LUS PAR LE DOCTEUR TEILLAIS

---

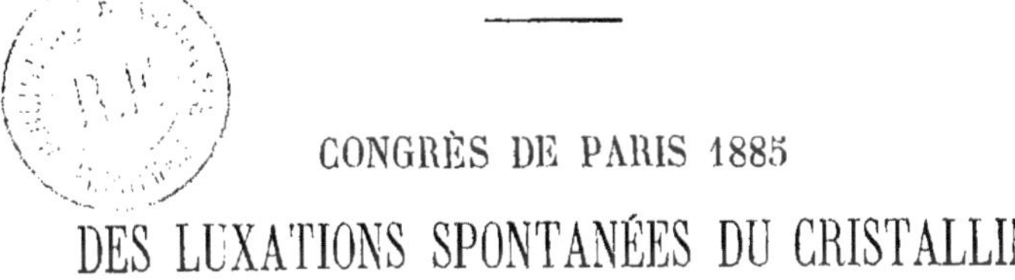

CONGRÈS DE PARIS 1885

## DES LUXATIONS SPONTANÉES DU CRISTALLIN

---

CONGRÈS DE 1886

## DE QUELQUES HÉMORRHAGIES OCULAIRES

PENDANT LA GROSSESSE

## DE L'AMBLYOPIE

PAR INTOXICATION PALUDÉENNE.

---

Page 33, deux planches reproduisant les lésions rétiniennes dans l'intoxication paludéenne.

## Luxations spontanées du cristallin.

---

Deux nouvelles observations de luxation spontanée du cristallin me conduisent à vous entretenir d'une lésion qui a été l'objet d'un mémoire, que j'ai présenté au Congrès ophtalmologique de Paris, l'année dernière. Comme ceux que je relatais alors, ces deux faits ont franchement le caractère de la spontanéité et viennent compléter les éléments de ce travail, que vous me permettrez de vous soumettre :

Au commencement de février dernier, une petite fille, Victorine, de Saint-Christophe, âgée de 4 ans, me fut amenée, parce que depuis trois semaines environ elle avait une tache sur l'œil droit. Or, cette tache qui ressemblait, à s'y méprendre, à une bulle d'air dans la chambre antérieure, n'était autre que le cristallin transparent qui avait franchi tout entier l'orifice pupillaire. L'enfant, dont la santé était parfaite, n'en paraissait pas tourmentée, et il n'y avait au reste ni injection conjonctivale ni trace d'irritation quelconque.

L'œil gauche était sain ; je réduisis facilement le cristallin avec le massage et je le maintins pendant quelques jours dans sa position normale, grâce à des instillations d'ésérine, mais il ne tarda pas à repasser dans la chambre antérieure.

Le 11 avril, je revis l'enfant qui était alors atteinte de coqueluche. L'œil droit présentait une certaine injection périkératique, et l'œil gauche, qui avait été sain jusque-là, offrait un tremblement de l'iris, indice d'une luxation du cristallin de ce côté.

Il paraît évident que l'enfant était née avec une prédisposition particulière, car la première luxation s'était produite sans cause appréciable, sans contusion ni chute. La seconde allait être déterminée par une cause occasionnelle : les efforts de toux ou de vomissements de la coqueluche.

La seconde observation est très récente puisqu'elle ne date que de huit jours.

Un nommé Louis B..., âgé de 23 ans, employé de commerce, dont la vision avait toujours été bonne, fut pris de trouble de l'œil gauche, après s'être baissé, prétend-il, mais sans violence. Je songeai d'abord à un décollement de la rétine, mais l'examen me fit découvrir une luxation de haut en bas, et d'arrière en avant, du cristallin.

La luxation spontanée du cristallin est une affection peu commune, même lorsque sa spontanéité n'est pas absolue et qu'elle succède à des lésions antérieures du globe oculaire. C'est ainsi que, préparée à l'avance, elle arrive comme une suite obligée, comme une conséquence d'un état pathologique, soit des liquides et particulièrement de l'humeur vitrée, soit du cristallin lui-même ou des enveloppes de l'œil.

Le plus souvent, le phénomène, malgré sa manifestation rapide, n'excitera aucune surprise, car il est pour ainsi dire attendu. On sait, en effet, que le déplacement du cristallin est éminent et qu'il s'effectuera dès que surgira une occasion, une chute par exemple, un accès de toux, une secousse quelconque dont le malade sait vous rendre un compte exact.

Or, si le médecin a prévu l'événement et si le malade a pu en saisir la cause, où est la spontanéité ?

Telle est pourtant la nature et la marche de ce qu'on

appelle généralement la luxation spontanée. Il est vrai qu'elle entraîne toujours une modification soudaine de la vision, mais quelle que soit la brusquerie des symptômes, son caractère est suffisamment déterminé, car elle survient comme une complication de la maladie ancienne ou comme un dénouement provoqué par un élément étranger.

Aussi, conviendrait-il mieux, à mon avis, de donner à ces lésions le nom de luxations secondaires ou consécutives.

Comment se manifestent-elles, en effet ?

On les observe d'ordinaire dans le ramollissement du corps vitré, le synchisis étincelant, chez des individus atteints d'un haut degré de myopie, alors que l'élongation du globe dans le sens antéro-postérieur a pris des proportions inusitées et a bouleversé tout équilibre. Elles apparaissent encore à la suite d'iritis répétées, lorsque le cristalloïde antérieur entouré d'adhérences, subit des tractions incessantes. Le cristallin, sans cesse tiraillé, après avoir soutenu un certain temps la lutte, chancelle, cède à la fin et se luxe. Rien assurément n'est spontané dans ce mécanisme.

Ne vaudrait-il pas mieux réserver cette désignation aux luxations qui se montrent inopinément, sans un secours étranger ou fortuit, et qui ne sont pas le corollaire d'une maladie persistante? Cela ne veut pas dire que je repousse toute étiologie, et que je ne tienne aucun compte de la nature du terrain. Il faut admettre quand même un ensemble de circonstances qui favorisent la déchirure ou le relâchement de la zonule de Zinn.

Ce sont, par exemple, une prédisposition native tenant à une particularité de structure du ligament suspenseur ou du cristallin, des anomalies de poids et de volume de la lentille, un développement disproportionné du segment antérieur du globe, enfin des troubles de nutrition dus à la sénilité ou à un état général. Réduite à ces limites, la luxation spontanée du cristallin doit sembler, je l'avoue, presque une rareté pathologique. C'est, en effet, mon sentiment, et c'est aussi pour cela que j'ai cru devoir vous communiquer ces observations, qui rentrent absolument dans le cadre que je viens de tracer.

La première est relative à une femme E..., âgée de 42 ans, qui se présente à la clinique le 14 décembre 1883.

Elle a vécu dans la plus grande pauvreté, sa maigreur est extrême ; elle est convalescente d'une péritonite qui l'a tenue au lit pendant plus de deux mois. Sa santé, paraît-il, a toujours été défaillante, mais, quant à sa vision, elle avait toujours été bonne et lui avait permis d'exercer sa profession de couturière, jusqu'au moment où la maladie l'avait contrainte au repos. Il y a un mois, elle fut prise subitement d'un trouble de l'œil gauche, qui s'accentua peu à peu, et depuis trois ou quatre jours seulement, l'œil avait rougi et était légèrement douloureux.

Je constatai une luxation du cristallin. La consistance du globe est un peu diminuée, l'iris est tremblant dans une grande étendue. Le cristallin s'apprête à franchir l'orifice pupillaire, son bord inférieur s'appuie sur l'iris qu'il repousse en arrière, sa transparence n'est altérée en aucune façon. La vision est presque nulle.

Or, la malade n'avait été l'objet d'aucune violence extérieure, et elle n'avait fait elle-même aucun effort appréciable.

L'œil droit, qui était sain, présentait une légère myopie (— 1,75 dioptrie).

Devant l'irritation ciliaire qui commençait à se manifester, je ne songeai à conseiller aucune manœuvre, d'ailleurs illusoire, aucune réduction, je proposai d'extraire ce cristallin, dont la situation était une cause de danger. Mais la malade refusa.

Elle revint un mois après, le 24 janvier, sous le coup des

accidents qu'on lui avait prédits. Les douleurs sont alors intolérables ; le cristallin est descendu entièrement dans la chambre antérieure, où sa présence a déterminé une irido-cyclite. L'œil est dur, la conjonctive très vascularisée.

Le 25 janvier, le cristallin est extrait, après une incision de la cornée faite en bas. Il n'y a pas de perte d'humeur vitrée, ce qui donne à penser que la consistance de ce liquide est, au moins, bien peu modifiée.

L'opération supprime la douleur et fait cesser tous les symptômes inflammatoires. La malade guérit simplement, et la vision est celle des opérés de cataracte.

Quelques semaines s'écoulent et un nouveau trouble envahit tout à coup l'œil droit. L'examen révèle aussitôt une nouvelle luxation du cristallin de ce côté : l'iris tremble au moindre mouvement de l'œil, et, avec l'ophtalmoscope, il est facile de distinguer l'aspect d'un croissant délimité par l'iris et le bord du cristallin.

La marche est la même que dans le premier cas. Le cristallin met une quinzaine de jours à passer tout entier en avant de la pupille et provoque des phénomènes inflammatoires identiques.

Il est extrait le 24 mars, cette fois avec une légère perte d'humeur vitrée, mais la vision n'en est pas moins bonne.

Les deux cristallins, qui avaient conservé leur transparence parfaite, étaient sphériques et d'un très petit volume, circonstance qui explique certes une prédisposition au déplacement. Mais ici, pas d'affection oculaire antérieure : on ne trouve à invoquer que des troubles de nutrition, qu'une débilité singulière augmentée encore par la dernière maladie.

Le second exemple de l'influence, non pas unique, mais importante, de l'état général sur la production de la lésion oculaire est aussi frappant. Il est vrai que rarement la diathèse strumeuse a produit des désordres aussi nombreux et aussi répétés que chez la jeune fille dont je relate en quelques mots l'observation.

Marie G..., âgée de 16 ans, porte au cou de nombreuses cicatrices de scrofule et, depuis l'âge de dix ans, un des genoux est ankylosé à la suite d'une tumeur blanche.

L'œil droit présente un albugo central qui masque le champ pupillaire, l'œil gauche est resté sain. Au mois d'août 1883, un abcès volumineux se déclare dans la région de l'aine droite et vient porter un dernier coup à cet organisme si éprouvé.

Il y avait huit jours qu'elle était alitée, lorsque subitement sa vision se troubla. Appelé auprès d'elle, je diagnostiquai une luxation du cristallin dans le corps vitré.

Le troisième cas date du mois de septembre dernier, c'est celui d'un vieillard de 78 ans, hémiplégique du côté droit. Malgré son âge et le mauvais état de sa santé, sa vision n'avait encore subi aucune atteinte (il lisait avec + 4 D), jusqu'au moment où il se plaignit de voir double.

Son médecin crut d'abord devoir rattacher cette diplopie soudaine à la lésion cérébrale. Il n'en était rien ; après examen, je m'aperçus que la diplopie était monoculaire et était due à une luxation du cristallin de l'œil gauche.

Ne résulte-t-il pas de ces trois observations que c'est grâce surtout à une intervention extra-oculaire, pour ainsi dire, que la luxation spontanée du cristallin s'est toujours produite, en tenant compte toutefois d'une prédisposition particulière, mais qu'il était difficile de pressentir, puisque les yeux atteints n'avaient donné aucun signe d'altération auparavant?

Une chose non moins remarquable et qu'il faut retenir, c'est que la déchéance organique, assez profonde pour avoir été la cause principale de la lésion, a paru avoir une sorte d'action élective sur le ligament suspenseur à qui elle a enlevé ses facultés, tandis qu'elle a respecté, contre toute attente, le cristallin qui n'a jamais présenté aucune opacité. Il en est de même de l'humeur vitrée qui a été peu ou point modifiée dans sa constitution.

En somme, dans ces cinq cas qu'il m'a été donné d'observer depuis cinq ans, la luxation du cristallin a offert le caractère franc et la véritable allure de la spontanéité.

Je terminerai en proposant, au point de vue étiologique, la division suivante des luxations des cristallins :

1° Luxations spontanées ;
2° Luxations secondaires ou consécutives ;
3° Luxations traumatiques.

M. Dufour. — Je demanderai à M. le docteur Teillais si ces luxations, dites spontanées, n'étaient pas en réalité produites par des efforts légers et qui, sauf questions spéciales, ont pu passer inaperçus, par exemple la toux, le vomissement, la défécation. Pour moi, j'ai observé dans la clinique du professeur Horner et publié trois cas de luxation du cristallin survenus dans la même famille, ce qui permettait d'admettre une faiblesse native de la zonule, mais dans lesquels il m'a été possible de trouver, chez deux d'entre eux, les causes occasionnelles que voici : dans l'un la toux, dans l'autre un vomissement ; tous ces malades d'ailleurs étaient entre vingt et quarante ans. Mais si je n'avais recherché que des coups, chocs, en un mot un trauma, je n'aurais eu que des réponses négatives.

D'autre part, je demanderai au docteur Teillais, s'il a constaté l'arrivée de la myopie brusque qui survient toujours dans ces cas de luxation et qui illustre si brillamment la théorie d'Helmholtz sur l'action du muscle ciliaire et l'acte de l'accommodation. J'ai pu examiner à cet égard un cas qui a présenté presque les caractères d'une expérience rigoureuse. Il s'agissait d'un homme ayant perdu l'œil droit par un coup de pied de cheval, qui reçut plus tard sur l'œil gauche un coup de la queue d'un de ses bœufs. Ce malade voit trouble tout à coup et vient me voir. Je constate la mobilité du cristallin qui bouche un peu l'iris sans être sorti de sa situation derrière la pupille. Des opacités radiées permettent de voir admirablement chaque mouvement. — La myopie est un quart, la vision intacte, l'accommodation nulle. Bien qu'il y eût peu d'espoir, je ne

*

voulus pas jeter le manche après la cognée, et admettant, vu la situation normale du cristallin, qu'au moins trois places de la zonule étaient restées intactes, je mis le malade au repos absolu avec bandage. J'eus le plaisir, en trois semaines, de voir la myopie disparaître peu à peu avec la mobilité de la lentille, et aboutir au *statu quo ante*.

J'ai vu il y a quelques jours ce malade (dix ans après l'accident), il est devenu hypermétrope 3 D avec un peu plus d'opacités. Le cristallin est immobile, la myopie n'a pas reparu.

M. Prouff rappelle qu'en 1878 il a publié l'observation d'un cas « de subluxation spontanée des deux cristallins. » Il s'agissait d'une jeune fille de 18 ans, très bien portante à tous égards, lorsqu'un jour, sans aucune cause saisissable, elle ne vit plus bien de loin, tout en pouvant lire encore de près. Elle se présenta à mes soins, trois ans seulement après : elle offrait sur les deux yeux des accidents de glaucome chronique sub-inflammatoire, et voyait à peine pour se conduire.

Je lui fis, dans une même séance, sur l'œil gauche, une extraction du cristallin dans sa capsule avec iridectomie. Sur l'œil droit je fis une simple iridectomie. La vision de l'œil gauche s'est relevée au point que la jeune fille lit aujourd'hui encore les caractères les plus fins à l'aide d'un verre convexe 16 dioptries. La vision de l'œil droit, au contraire, sur lequel j'avais fait une simple iridectomie, ne s'est jamais beaucoup améliorée, et est aujourd'hui à peu près nulle.

M. Chibret. — Je puis confirmer l'observation de MM. Dufour et Prouff. J'ai un malade amblyope OD atteint de luxation du cristallin par accident de chasse. Ce malade, qui conserve actuellement une bonne acuité ($S=\frac{2}{3}$), a vu survenir une myopie de 2,50 que je lui ai corrigée pour lui permettre de continuer à se livrer avec succès à la chasse. Il n'y a pas du reste d'astigmatisme.

M. Meyer. — L'observation curieuse de M. le docteur Dufour admettrait, à mon avis, encore une autre explication que celle proposée par notre confrère ; je veux parler d'une modification dans l'indice de réfraction du cristallin. C'est par elle que l'on explique aussi les myopies, parfois assez considérables, observées au début de certaines formes de cataractes et je ne doute pas qu'elle ne puisse être aussi le résultat d'une commotion violente du globe de l'œil. — Si l'on attribue, comme M. Dufour, la myopie survenue chez son malade à l'augmentation de la convexité du cristallin, il faudrait croire que la déchirure du ligament suspenseur a eu lieu sur une grande étendue ; dans ces conditions, on ne comprendrait pas facilement une cicatrisation de la zonule de Zinn, telle que le muscle ciliaire ait repris son action physiologique par rapport au cristallin qui, chez le malade observé, est en effet revenu à sa courbure normale et au jeu habituel de l'accommodation.

M. Landolt. — Il me semble qu'il ne doit pas être difficile à mon savant ami Dufour de répondre à M. Meyer. Si, dans ce cas, qui est devenu classique, il se fût agi seulement d'un déplacement en avant du cristallin, l'augmentation de la réfraction n'eût probablement pas été aussi élevée (10 dioptries). Ce déplacement aurait d'abord sauté aux yeux par l'avancement de l'iris et des parties visibles du cristallin. De plus, si le cristallin n'était pas entièrement soustrait à l'action du muscle ciliaire, par la rupture de la zone de Zinn, il devait persister encore un certain degré d'accommodation.

Cette dernière a dû, au contraire, faire défaut dans le cas de subluxation du cristallin.

M. Dufour fait remarquer que ces symptômes, caractéristiques pour la luxation, confirment l'interprétation de mon observation.

M. Parent. — MM. Prouff et Dufour ont parlé de myopie consécutive à la subluxation du cristallin. En pareil cas, ce n'est pas de la myopie simple qu'on peut constater, mais bien de l'astigmatisme myopique, en raison de l'obliquité du cristallin.

M. Abadie. — La question soulevée par M. Teillais est fort intéressante : outre les modifications dans l'état du système dioptrique qui viennent d'être signalées, la luxation du cristallin place l'œil dans des conditions pathologiques nouvelles qu'il importe de connaître et auxquelles il faut être en mesure de remédier.

Qu'observons-nous habituellement lorsque le cristallin vient à être luxé par une cause quelconque? De deux choses l'une, ou il s'immobilise dans sa nouvelle position, ou il reste flottant, se déplaçant au moindre mouvement du globe oculaire, venant butter contre la région ciliaire et provoquant des accidents glaucomateux.

L'immobilisation du cristallin déplacé est chose très rare; la règle, au contraire, c'est de voir survenir peu à peu un état glaucomateux qui aboutit à la dégénérescence complète de l'œil.

Que faut-il donc faire en pareille circonstance ? — Si l'on consulte les ouvrages classiques, on y voit que l'iridectomie y est recommandée pour combattre ces glaucomes secondaires. Eh bien ! je n'hésite pas à déclarer que c'est là une mauvaise pratique qui ne nous réserve que des déboires. Il est tout à fait exceptionnel, en effet, que l'iridectomie pratiquée dans ces conditions ait une action efficace. — Le cristallin luxé restant dans l'œil et continuant à irriter la région ciliaire, le processus glaucomateux n'est nullement éteint et continue son œuvre destructive.

Il est bien plus rationnel de faire disparaître la cause même du mal et d'enlever le cristallin. Cette opération est loin d'être aussi difficile qu'on le croit généralement. Si elle n'a pas été recommandée jusqu'ici, c'est probablement en raison des dangers qu'elle fait courir au malade. Ces dangers sont plus imaginaires que réels. Depuis plusieurs années, rompant avec les recommandations classiques, je me suis décidé à substituer l'extraction du cristallin luxé à l'iridectomie.

Jusqu'ici je n'ai eu qu'à me louer d'avoir procédé de cette façon. J'ai toujours été frappé de voir que les difficultés de cette extraction n'étaient pas très grandes, même dans les cas en apparence les plus défavorables. Pourvu que l'incision, pratiquée à la cornée, soit assez grande pour que le cristallin puisse passer facilement à travers, l'on voit, une fois la section terminée, le cristallin au lieu de fuir être projeté vers la plaie. Souvent il sort spontanément, d'autres fois il faut l'extraire avec une curette; mais, je le répète, il a plus de tendance à se rapprocher de l'ouverture pratiquée à la périphérie de la cornée que de s'en éloigner. J'ai eu affaire l'année dernière à un cas fort embarrassant et qui me préoccupait beaucoup. Il s'agissait d'une cataracte ultra-sénile qui avait fini par se luxer et devenir tellement libre de toute attache à la zonule qu'elle flottait constamment en arrière de l'ouverture pupillaire. Celle-ci était tantôt perméable, tantôt oblitérée à la lumière; il en résultait une espèce de papillottement lumineux perpétuel extrêmement gênant pour ce malade. Je résolus de tenter l'extraction non sans m'attendre à de grandes difficultés. Néanmoins, à peine avais-je terminé la section cornéenne que le cristallin fut projeté assez violemment hors de l'œil avec un peu de corps vitré. J'appliquai aussitôt le bandeau compressif et les suites de l'opération furent très heureuses.

En terminant, je me résume pour dire que, contrairement à la règle conseillée et suivie jusqu'à ce jour en présence d'une luxation du cristallin qui provoque des accidents glaucomateux, il est préférable de tenter l'extraction qui est plus facile qu'on ne le croit généralement que de pratiquer l'iridectomie.

M. Armaignac. — J'ai eu à extraire des cristallins luxés et mobiles dans la chambre antérieure ou derrière l'iris et dans le corps vitré seulement. Dans aucun cas je n'ai éprouvé de difficultés pour l'extraction de la lentille : aussitôt que l'incision de la cornée a été pratiquée, la lentille, avec une petite quantité de corps vitré, est venue se présenter contre la plaie et a pu facilement être extraite. Quand le cristallin est immobile et luxé dans le corps vitré, le danger me paraît très grand et je crois, comme M. Abadie, qu'il faut s'attendre à chaque instant à être obligé d'intervenir.

Le cas le plus remarquable que j'ai observé s'est présenté à Bordeaux, le 14 juillet dernier. Pendant le feu d'artifice, un pétard vint éclater dans le voisinage de l'œil d'un jeune homme qui perdit instantanément la vue. Je le vis une heure environ après l'accident et je trouvai alors une petite plaie de la conjonctive et de la paupière inférieure ; une disparition complète de l'iris et une luxation totale du cristallin en bas et en dehors contre le corps ciliaire. Il n'y avait pas d'hémorrhagie dans l'œil, on voyait assez distinctement le fond de l'œil. Pensant que l'iris était retroussé en totalité, comme cela a été signalé, je fis faire pendant toute la nuit et les jours suivants des instillations d'isérine, mais l'iris ne reparut plus. L'inflammation traumatique disparut et un mois après cet œil ne présentait d'autre particularité objective qu'une pupille occupant toute l'étendue de la cornée. Mais cela ne devait pas durer longtemps, car huit jours après l'œil commença à devenir rouge et douloureux.

Il y avait imminence d'intervenir. Ne voulant pas faire l'énucléation tout d'abord, je me décidai à extraire la lentille, et, comme il n'y avait pas d'iris, la chose me paraissait assez facile. Je fis une incision linéaire en bas et en dehors de la cornée et, au moyen d'un petit crochet aigu, je cherchai à attirer la lentille vers la plaie, mais le cristallin était ramolli et le crochet n'amenait que de petits fragments, en même temps qu'une notable quantité d'humeur vitrée sortait par la plaie cornéenne. Après de longues manœuvres avec des instruments divers, je parvins à extraire la plus grande partie de la lentille et je fis le pansement habituel de l'extraction de la cataracte. Le malade guérit comme à la suite d'une extraction simple. L'œil perdit sa sensibilité et aujourd'hui cinq mois se sont déjà écoulés et l'œil est seulement atrophié d'un huitième environ. Le malade n'a pas besoin d'œil artificiel.

M. Gayet. — Puisque la question du traitement de la luxation du cristallin est sur le tapis, je veux faire une courte remarque. Lorsque le cristallin est luxé dans la chambre antérieure, il faut l'enlever le plus tôt possible. Si l'on attend, on voit l'organe déplacé contracter des adhérences, soit avec l'iris, soit avec la cornée, et son extraction devient sinon impossible au moins très difficile et même dangereuse.

M. Nicati. — Le cristallin ne se présente pas toujours aussi aisément que l'ont dit MM. Abadie et de Wecker. J'ai souvenir d'un fait où le corps vitré absolument liquide s'est écoulé en masse en même temps que le cristallin s'est perdu dans la profondeur. Il est vrai de dire que le cas était ancien, le cristallin entièrement cataracté.

M. Teillais. — Je répondrai à M. Dufour que je peux garantir l'intégrité presque complète de la vision chez les trois personnes qui ont été atteintes de luxation et qu'elle ne s'est produite sous l'influence d'aucun effort de toux ni de vomissement. La première avait une légère myopie (—1,75 D) la seconde était emmétrope. Quant au malade âgé de 78 ans, il lisait avec + 4 d. Comme trouble visuel, il a présenté de la diplopie monoculaire, qui du reste a été l'indice de la lésion.

Je suis d'avis que la luxation dont parle M. Dufour, et qui a déterminé une myopie temporaire, a été due au relâchement et non à la rupture de la zonule, ce qui impliquerait, puisque les choses se sont remises en place, une cicatrisation difficile à concevoir.

Le cristallin luxé est souvent la cause d'accidents graves, aussi faut-il se hâter de l'extraire dès que s'est manifestée la moindre irritation ciliaire. C'est ce dont j'ai eu à me louer deux fois chez ma première malade.

# De quelques hémorrhagies oculaires pendant la grossesse.

---

Le mémoire que je vais vous lire a pour but d'attirer votre attention sur certaines hémorrhagies oculaires d'une rareté incontestable, qui ont un caractère propre, car elles ne sont liées à aucun état morbide de l'organisme, et ne paraissent avoir de raison d'être que la grossesse elle-même.

J'élimine donc tout de suite les apoplexies qui peuvent être la manifestation d'une diathèse ou le prélude d'une affection qui s'affirmera plus tard comme ces épanchements multiples dans le segment postérieur de l'œil, avec une forme allongée et d'une disposition spéciale qui caractérisent la rétinite albuminurique, une des complications les plus graves et peut-être les plus fréquentes de la période de gestation.

L'observation la plus intéressante est sans doute la première que j'eus l'occasion de faire chez une femme L..., âgée de vingt-huit ans, et qui était à sa troisième grossesse.

Les deux premières s'étaient passées sans le moindre accident du côté des yeux, mais la malade avait présenté, pendant leur cours, cette anomalie peu commune d'être réglée pendant les quatre premiers mois. Je crois qu'on s'entend aujourd'hui sur cette pseudo-menstruation et que cet écoulement sanguin, fût-il périodique, n'est plus considéré que comme le résultat d'un état morbide de l'utérus.

Quoi qu'il en soit, j'imagine que l'organisme finit par s'accommoder de cette situation singulière qui lui crée, pour ainsi dire, des habitudes dont la suppression n'est pas sans danger. De même que nous voyons naître, grâce à l'aménorrhée ou à la disménorrhée, des perturbations oculaires et même des affections sérieuses, c'est après l'arrêt de ce flux anormal, au cinquième mois de la grossesse, que se produisirent les premiers troubles dans l'œil gauche.

Cette femme perdit tout à coup la netteté de sa vision.

Je découvris à l'ophtalmoscope une hémorrhagie rétinienne constituée par une tache rouge foncé de forme ovale, en haut et en dehors, confinant au bord supérieur du disque optique et d'une dimension double de celle de la papille. Il y avait en outre à la périphérie un certain nombre de petits foyers disséminés. Les veines étaient tortueuses et avaient notablement augmenté de volume ; celui des artères était normal.

Le champ visuel révéla un scotome correspondant à la grande tache.

Quinze jours après, la malade revint avec une cécité presque complète de l'œil gauche ; l'examen détaillé du fond de l'œil fut impossible. Une nouvelle poussée hémorrhagique avait eu lieu, l'épanchement rétinien devenu considérable avait fini par vaincre la résistance de la membrane limitante interne et fait irruption dans le corps vitré qui était rempli d'opacités floconneuses.

L'œil droit était intact.

Il n'y avait pas d'affection du cœur et l'urine ne contenait ni sucre, ni albumine.

Aucune modification appréciable jusqu'à l'accouchement. Mais quatre mois après, la vision s'était rétablie presque entièrement, l'épanchement s'était successivement résorbé et les flocons du corps vitré avaient disparu en grande partie.

De tout cet appareil, il ne subsistait sur la rétine qu'une légère tache blanc jaunâtre, au-dessus de la papille, qui finit elle-même par disparaître complètement. Ainsi malgré l'étendue de l'apoplexie, il ne s'était pas opéré de phénomène de régression et c'est en vain qu'on eût cherché ces taches à reflet satiné qui succèdent quelquefois même aux petits épanchements.

Le deuxième cas rappelle le précédent par plus d'un trait. Une jeune femme de vingt-deux ans, de constitution assez débile, eut d'abord pendant les trois premiers mois de sa grossesse des épistaxis répétées. Entre les cinquième et sixième mois, elle eut une hémoptisie abondante qui, bien que l'auscultation fût favorable, donna pour l'avenir les plus grandes inquiétudes. Quelques jours après, il y eut un trouble notable de la vision de l'œil droit qu'on attribua d'abord à un état général de faiblesse extrême.

L'examen ophtalmoscopique révéla encore la présence de taches hémorrhagiques, cette fois-ci d'un très petit volume, disposées en cercle autour de la papille. L'acuité centrale était réduite de moitié, le champ visuel notablement rétréci, n'offrait pourtant pas de lacune. Non seulement la santé générale se rétablit après l'accouchement et fit abandonner l'idée d'une tuberculose, mais la vision reprit tout ce qu'elle avait perdu en même temps que le fond de l'œil revint absolument à son état normal. Ces accidents furent uniques, car depuis 1879, cette femme eut trois autres grossesses sans aucun retentissement sur les poumons ou sur les yeux.

Ne sont-ce pas deux exemples frappant d'hémorrhagie supplémentaire.

Une autre observation est relative à une femme P..., âgée de trente-deux ans. La première fois que je l'examinai, je constatai un épanchement sanguin sous-conjonctival très considérable des deux yeux, avec chémosis analogue à celui qu'on trouve chez les enfants atteints de coqueluche. Elle était enceinte de trois mois. Je n'attachai que peu d'importance à cet événement déterminé par des efforts constants de vomissements.

Deux mois après la conjonctive était normale, mais elle accusait un affaiblissement de la vision.

L'examen ophtalmoscopique démontra encore la présence d'une hémorrhagie rétinienne : il y avait en bas et un peu en dehors, une large tache hémorrhagique à concavité supérieure ; en haut et en dedans cinq petites taches rouges disposées comme une constellation. Les veines sont dilatées et sinueuses. Il n'y a pas d'affection du cœur et l'urine ne contient ni sucre ni albumine.

Un an après, j'examinai avec soin cette personne qui avait recouvré l'intégrité de sa vision. La rétine était saine, sauf dans le point où se trouvaient les petites taches rouges. L'une d'elles était convertie en un point blanc nacré.

Enfin à la fin de février dernier, une femme C..., âgée de vingt-trois ans, enceinte de quatre mois, accusait une perte de la vision du côté gauche qui ressemblait à de l'hémopsie, phénomène nerveux qu'on a rencontré plusieurs fois dans la grossesse.

Je découvris une hémorrhagie rétinienne abondante qui de la rétine empiétait sur le nerf optique dont elle recouvrait presque exactement la moitié.

Le champ visuel donnait du reste une idée parfaite de la lésion. Je ne revis pas cette femme dont la santé n'avait pas autrement souffert.

Ainsi que chez les autres les battements du cœur étaient réguliers ; l'urine, qui ne contenait ni sucre, ni albumine, présentait comme particularité une quantité d'urée des plus minimes.

Comme on le voit, ces hémorrhagies sont remarquables

par leur soudaineté, puis par la bénignité qui contraste avec l'étendue de l'épanchement ; car au lieu d'affecter la forme de points plus ou moins nombreux ou de flammèches effilées, comme on les trouve dans la couche des fibres nerveuses, elles se présentent comme de larges taches.

Et malgré leur abondance, il semble que les éléments rétiniens, qu'on a des raisons de croire fortement dilacérés, ne souffrent guère dans leur nutrition, puisqu'ils échappent à la dégénérescence graisseuse. C'est qu'il ne faut pas oublier que ces hémorrhagies ne se produisent pas dans le cours d'une affection quelconque, mais dans une phase physiologique particulière.

Quelle en est la véritable cause ? On ne peut guère invoquer chez de jeunes femmes l'état athéromateux des vaisseaux ; d'un autre côté la modification des éléments sanguins peut provoquer la naissance de l'albumine et par suite de la rétinite ; mais non les hémorrhagies que j'ai décrites.

Elles nous paraissent tout à fait d'ordre mécanique, en admettant cependant une disposition spéciale et chez un petit nombre de sujets.

Dans deux cas, elles ont remplacé des pertes sanguines qui s'étaient faites par d'autres voies et ont eu le caractère d'hémorrhagies dites supplémentaires.

La situation du reste est bien favorable à la rupture de l'équilibre circulatoire : à un moment donné il y a compression de l'estomac, du foie et de la rate, refoulement des intestins qui repoussent le diaphragme, et raccourcissement des cavités pectorales. Il en résulte un embarras plus ou moins grand de l'action du cœur, des poumons et des vaisseaux qui détermine la congestion du côté de l'encéphale et en même temps les processus hémorrhagiques.

## De l'amblyopie par intoxication paludéenne.

Les troubles visuels dus aux différentes intoxications et particulièrement ceux de l'impaludisme, dont je vais vous entretenir un moment, font partie des maladies oculaires qu'on rangeait autrefois sous la dénomination d'amaurose et dont le nombre tend tous les jours à se restreindre.

Ce terme vague, qui signifiait absence de lésion, était d'un usage commode, mais ne satisfaisait que médiocrement l'esprit. Dans la plupart des circonstances, en effet, cela revenait à faire ce simple aveu que le malade y voyait mal parce que sa vue était émoussée.

Mais avant qu'on pût lire dans le fond de l'œil il fallait bien grouper une foule d'affections dont on pressentait la différence de caractère ou d'origine et qui pourtant avaient un lien commun, tel que leur apparition soudaine ou leur marche insidieuse, ou bien encore la gravité de leurs effets. Comme certaines hypothèses scientifiques, cette classification ne donnait que l'illusion de la vérité.

Ces affections, du reste, constituaient une réserve pour les observations futures, en attendant qu'une investigation plus parfaite et des recherches plus minutieuses permissent de leur attribuer la place qui leur convenait.

Dès qu'on s'est mis à l'œuvre, des résultats importants ont

été obtenus et beaucoup de maladies détachées de ce groupe empruntent désormais leur nom à une lésion définie ou sont accompagnées de désordres connus.

C'est ainsi qu'on est arrivé à savoir, par exemple, que l'amblyopie des saturnins dans laquelle l'examen ophtalmoscopique est négatif au début, est liée dans une seconde période à une névrite optique, dans une autre à une névrite rétro-bulbaire et à un terme plus avancé se présente sous la forme d'une rétinite albuminurique. On sait aussi que l'empoisonnement par le sulfate de quinine provoque une amaurose totale avec blancheur du nerf optique, rétrécissement des vaisseaux et anémie de la rétine.

Enfin dans les fièvres intermittentes régulières M. Galezowski a trouvé le premier des hémorrhagies rétiniennes, une rétinite apoplectique et exsudative avec infiltration séreuse péri-papillaire et même l'atrophie des papilles et la diminution notable des vaisseaux centraux à la suite de fièvres pernicieuses. Si je commence par ces considérations et si je me permets de rappeler ces choses qui vous sont très connues, c'est que je désire faire entendre qu'en tenant compte et de l'insuffisance des anciennes observations et des découvertes acquises récemment, il est encore aujourd'hui des faits qui ne jetteront aucun jour sur l'anatomie pathologique et dont le principal intérêt semble résider justement dans cette absence de lésions apparentes ou réelles.

Il est vrai que l'ophtalmoscope a été souvent impuissant à révéler des modifications que plus tard l'examen histologique a fait connaître dans les amblyopies liées à une profonde anémie et à la cachexie palustre. C'est ce que constata M. Poncet dans son remarquable article sur la rétino-choroïdite palustre.

Les lésions qu'il a trouvées au fond de l'œil et qui ont été confirmées ensuite par le microscope sont les suivantes :

œdème péri-papillaire, névrite optique avec saillie de la papille, teinte gris sale de la zone moyenne du nerf optique, hémorrhagies rétiniennes ponctuées à la périphérie et très larges au pôle postérieur.

Puis il conclut que les amauroses *sine materia* provoquées par les fièvres intermittentes et dans lesquelles les anciens auteurs, ni l'ophtalmoscope n'avaient trouvé de lésion, doivent être rangées dans les rétino-choroïdites palustres, avec embolies de leucocytes mélaniques dans les capillaires.

Je ne peux qu'accepter cette manière de voir appuyée sur de savantes recherches, et cela doit être presque toujours ainsi surtout dans les amblyopies permanentes, mais je suppose que ce ne peut être une règle absolue. Tout en admettant qu'une lésion puisse exister sans être appréciable, ne peut-on concevoir des troubles de la vision sans altération matérielle suivant que le malade offre plus de résistance ou qu'il a été soumis moins longtemps à l'influence toxique.

Tels sont les phénomènes oculaires qui apparaissent dans certains cas et dont l'intégrité est en désaccord avec la faiblesse des autres symptômes. Si l'impression sur la rétine a été vive, elle est à coup sûr sans gravité et n'a dû laisser aucune trace, car une fois passée, la vision se rétablit entièrement. Je ne connais pas un exemple plus frappant que celui d'un jeune homme de vingt-deux ans, ouvrier tapissier qui, après un déplacement de dix jours, eut cinq accès d'une fièvre modérée dont eut raison le sulfate de quinine.

Il fut frappé d'une cécité complète pendant deux heures, entre le quatrième et le cinquième accès. Cette attaque fut absolument isolée et la vision se rétablit dès le soir même dans toute son intégrité. Ceci prouve encore que l'amblyopie peut se montrer dans les fièvres légères comme après les accès pernicieux ; elle s'est aussi manifestée dans les fièvres larvées. Mais il semble résulter des travaux que j'ai consultés et de mes observations que les lésions du fond de l'œil n'apparaissent au contraire que dans les formes graves de l'intoxication et dans la cachexie.

Aussi ne les ai-je pas rencontrées, quelle que fût l'importance des troubles oculaires chez les nombreux malades de la Loire-Inférieure et de la Vendée qu'il m'a été donné d'examiner depuis plusieurs années. Parce que dans cette région si la fièvre intermittente est commune, elle n'acquiert jamais l'intensité qu'elle a dans les pays chauds. La fièvre pernicieuse est relativement rare et la cachexie palustre est presque inconnue.

Depuis que mon attention a été attirée de ce côté, j'ai eu l'occasion de constater bien des troubles visuels de différents degrés, qui ne pouvaient avoir d'autre cause que l'intoxication paludéenne.

Quand ils sont faibles et de courte durée, on peut méconnaître leur origine et c'est presque le hasard qui vous les fait découvrir, car ils préoccupent peu le malade.

Il n'en est pas de même des faits que je vais relater maintenant et qui me semblent avoir un réel intérêt, car ils permettent de suivre pour ainsi dire pas à pas les manifestations de la diathèse paludéenne.

Ma première observation a trait à un nommé M..., âgé de trente-cinq ans, employé des contributions indirectes, à Beauvoir, petite ville de Vendée, située au milieu des marais. Il vint me consulter au mois de février 1879, pour un abaissement de la vision, qui s'était accentué depuis quelques semaines. La fièvre l'avait pris presque dès son arrivée dans le pays et ne l'avait quitté que pendant un congé de trois mois qu'il était aller passer dans sa famille aux environs de Tours. Chose remarquable, il racontait que sa vision déjà défaillante à ce moment s'était améliorée pendant ce séjour sans qu'il eût fait aucun traitement.

Il ne présente pas de scotome limité, mais tous les objets lui semblent enveloppés dans une atmosphère nuageuse. A distance V = $\frac{1}{2}$, la lecture et l'écriture sont possibles. Le champ visuel est notablement rétréci, et la perception des couleurs est exacte. Les pupilles ont une dimension normale. L'examen ophtalmoscopique est absolument négatif.

Au bout de trois semaines la fièvre avait disparu, la vision était revenue dans son intégrité et le champ visuel avait son étendue normale.

Le traitement avait consisté dans l'emploi du sulfate de quinine et des injections de strychnine.

Il resta à Nantes complètement guéri pendant deux mois. Les exigences du service le rappelèrent alors à sa résidence. Environ quatre mois après, il revint me trouver avec les mêmes troubles et le même cortège de symptômes, mais pas plus de lésions. La guérison fut obtenue par les mêmes procédés et dans un temps très court. Il s'est enfin éloigné du foyer miasmatique et depuis cinq ans qu'il habite la Touraine, sa santé n'a subi aucune atteinte et sa vision est restée bonne.

L'observation suivante est un exemple de complications oculaires dans une fièvre larvée.

Je vis pour la première fois Mme C..., âgée de vingt-huit ans, au mois de décembre 1884. Elle habite à une quinzaine de lieues de Nantes, dans une localité où la fièvre paludéenne est endémique. Sa constitution est assez frêle, cependant sa santé n'a jamais été altérée que par des accès de fièvre intermittente à l'âge de vingt ans.

A cette fièvre ont succédé des névralgies qui la reprennent chaque année à la même époque, tantôt à droite, tantôt à gauche, et avec une périodicité invariablement marquée entre 9 heures du matin et 3 heures.

Jusqu'ici aucun trouble de la vision ne les avait accompagnées et elles avaient toujours cédé au bout de trois semaines environ au sulfate ou au valérianate de quinine. Cette fois, la névralgie faciale qui siège au côté gauche a été rebelle au traitement, les douleurs ne sont plus limitées au point sus-orbitaire comme autrefois, car lorsqu'on vient à presser sous les points sous-obitaires et temporal surtout, la malade accuse des élancements d'une violence extrême.

Enfin tout à coup surviennent des troubles visuels qu'elle décrit ainsi elle-même :

« Je voulus écrire une lettre, mon papier me parut avoir une teinte sale et il me semblait que l'encre dont je me servais était incolore. J'essayai de lire, mais je ne vis d'abord qu'une tache confuse sans distinguer ni ligne, ni caractère. Avec quelques efforts, je parviens cependant à déchiffrer quelques mots, mais ma vision ne s'étendait qu'à la ligne ou qu'au mot même, le reste de la page paraissait complètement effacé. Cet état dura trois heures environ après lesquelles ma vue se rétablit peu à peu et devint très nette. »

Le lendemain au réveil, elle se hâta de tenter les mêmes expériences, mais il lui fut impossible de lire ; elle distinguait confusément les objets de sa chambre, et ne reconnaissait pas les personnes qui étaient dans une cour à une distance de 10 mètres environ.

C'est alors qu'elle prit le parti de venir à Nantes où les troubles se prolongèrent pendant cinq jours.

L'aspect des deux yeux était absolument normal, les pupilles de dimension moyenne réagissaient à l'action directe de la lumière et suivant la vigueur de l'éclairage projeté se contractaient ou se dilataient aussitôt. La conjonctive ne présentait pas la moindre injection, même du côté touché par la névralgie. L'examen du fond de l'œil fut encore absolument négatif. La rétine paraissait absolument saine, les deux papières avaient une couleur rosée et des contours nettement limités, les vaisseaux péri-papillaires leur volume naturel. L'analyse de l'urine ne donna aucun renseignement. Ainsi pas de maladie générale, point d'autre affection nerveuse ; il ne reste à invoquer que la diathèse miasmatique.

La guérison de la névralgie et la disparition des accidents oculaires eurent lieu au bout d'un mois. La thérapeutique avait consisté dans l'emploi du sulfate de quinine, de l'arséniate de soude, des injections de strychnine.

Dans le cas suivant, malgré un haut degré d'impaludisme, si on en juge par la gravité des manifestations, leur longueur et leurs récidives, les membranes internes ne présentent encore aucune espèce d'altération.

Mais un trouble fonctionnel qu'on n'a pas encore relevé dans de semblables circonstances vient s'ajouter aux autres symptômes oculaires, c'est l'héméralopie, que je ne prétends pas être d'ordinaire un accident palustre à cause de son semblant de périodicité, sachant très bien qu'on peut la faire naître à son gré et à toute heure en diminuant la puissance de l'éclairage.

L..., âgé de cinquante-cinq ans, est un ancien marin. Depuis plusieurs années, il vit dans un petit bourg près des Sables-d'Olonne et s'occupe d'agriculture. Sa constitution a résisté à toutes les atteintes et bien qu'il ait des droits à la cachexie, il a toute l'apparence de la santé.

Il faut remonter à sa jeunesse pour trouver la première attaque : en 1852, dans un voyage sur la côte d'Afrique, il eut pendant six mois la fièvre tous les deux jours. En 1856, au retour des Antilles, il est pris d'un accès pernicieux à Rochefort.

En 1862, au Mexique, il est repris de nouveau de fièvre tierce et les premiers troubles de la vision datent de cette époque. Après une cécité soudaine qui dura vingt-quatre heures, la vision se rétablit complètement pendant le jour, mais dès le coucher du soleil il ne peut distinguer aucun objet. Sur ces entrefaites il reçoit une balle à l'épaule, rentre en France et est admis à l'hôpital de Toulon où il y passe sept mois : six semaines après son arrivée la fièvre et l'héméralopie avaient disparu.

Il passe cinq ans en parfaite santé et avec une bonne vision. Nouveau voyage aux Antilles, reprise de fièvre. Cette fois ce sont les troubles oculaires qui précèdent de quelques jours l'accès : brusquement la vision perd de sa netteté pendant le jour et le soir est complètement annihilée.

Quand je le vis pour la première fois en 1882, depuis deux mois il avait la fièvre, et sa vision était altérée profondément : il ne comptait pas les doigts à 2 mètres.

Rien au fond de l'œil ; mais il présentait un scotome central, le champ visuel était considérablement rétréci, il était redevenu héméralope.

Il guérit encore cette fois, assez rapidement, car au bout de trois semaines $V = \frac{2}{3}$ et le champ visuel, sans être normal, s'est beaucoup agrandi.

Je l'ai revu l'année dernière : $V = \frac{1}{2}$ ; le champ visuel était légèrement rétréci, l'héméralopie était devenue permanente ; il y avait toujours absence de lésion du moins apparente. En somme, sur une trentaine de malades je n'en ai constaté que deux fois. D'abord il y a treize ans chez une demoiselle H..., institutrice, près d'Alger. Elle avait en somme des accès de fièvre et en dernier lieu une fièvre pernicieuse. Elle était venue à Nantes passer sa convalescence dans sa famille. Elle me consulta pour des troubles de la vision qui avaient éclaté soudainement. Elle présentait un œdème péri-papillaire, sans hémorrhagie rétinienne. Sa constitution était très délabrée, et je constatai qu'elle était albuminurique.

J'observai encore un commencement d'atrophie de nerfs optiques, avec pâleur des papilles, rétrécissement du volume des vaisseaux, anémie rétinienne, chez un capitaine au long-cours qui, pendant vingt ans de navigation, n'avait eu d'autre maladie que la fièvre intermittente.

Sa vision s'étant améliorée sensiblement avec le sulfate de quinine associé aux injections de strychnine, j'en conclus que l'intoxication paludéenne devait être le facteur de la déchéance visuelle.

*Conclusions.* — L'amblyopie est une complication fréquente de l'intoxication paludéenne ; elle peut revêtir toutes les formes depuis le trouble fugace jusqu'à la cécité complète. Sa durée est variable puisqu'elle peut s'étendre de quelques moments à plusieurs mois, mais quelle que soit son intensité elle disparaît le plus souvent sous l'influence du traitement anti-périodique avec la même promptitude qu'elle est venue, sans laisser au fond de l'œil aucune trace de son passage.

L'amblyopie est binoculaire ; elle n'est quelquefois qu'un trouble léger et indécis, mais parfois elle se présente sous la forme d'un scotome central qui peut envahir tout le champ visuel et déterminer la cécité temporaire. Il n'est pas d'amblyopie paludéenne sans une diminution plus ou moins accentuée du champ visuel. La faculté chromatique est conservée.

L'amblyopie peut exister à tous degrés de l'intoxication : dans les fièvres normales, dans les accès pernicieux et dans les fièvres larvées, dans les névralgies périodiques de la cinquième paire. Mais elle n'est pas toujours proportionnée à la gravité de la diathèse.

Il n'en est pas de même des lésions qui l'accompagnent quelquefois et qui n'ont été signalées que dans les cas de fièvre pernicieuse ou de cachexie paludéenne.

De là trois sortes d'amblyopie :

1° Amblyopie sans lésion, due à une action spéciale du poison tellurique sur le nerf optique et la rétine.

2° Amblyopie dont les lésions ne sont pas appréciables avec nos moyens actuels d'investigation.

3° Amblyopie avec lésions apparentes du fond de l'œil.

M. Poncet. — Les accidents signalés par M. Teillais sont bien ceux que j'ai observés en Afrique et signalés dans mon mémoire des *Annales* de 1878, juin. Tout ce que j'ai vu depuis a confirmé encore les planches de mon atlas relatives aux accidents de la rétinochoroïdite palustre.

A l'ophtalmoscope : hémorrhagies et embolies de vaisseaux. Au microscope : pigmentation abondante des globules blancs qui remplissent et obturent les vaisseaux rétiniens et choroïdiens.

Et c'est bien là le point capital : la dégénérescence des leucocytes qui acquièrent un volume décuple et se remplissent de pigment noir, provenant de la déchéance des globules rouges. La théorie de Frérichs est ici applicable dans toute sa rigueur et ce que mes collègues Kelsch et Kiener ont constaté dans le foie, les reins, je l'ai vu dans tous les cas mortels, dans la rétine et la choroïde.

Les accidents de M. Teillais ne sont pas *sine materia;* le miroir ne révèle rien, mais le microscope trouve des lésions graves. Que le malade prenne du sulfate de quinine, la débâcle se fait, la circulation se rétablit, et l'amaurose, la paralysie cessent. Telle est, suivant moi, la pathologie des accidents nerveux qui viennent de nous être signalés. Elle ne peut faire aucun doute pour quiconque aura examiné à plat une choroïde et une rétine de palustre.

M. Galezowski. — J'ai le premier signalé ces accidents dans les cas de fièvre ; et je partage absolument l'opinion de M. Poncet sur la gêne circulatoire produite par les leucocytes altérés. J'ai vu dans ces derniers temps deux cas d'embolie d'artère centrale chez des sujets entachés d'anémie palustre.

Qu'après la mort, comme le dit M. Poncet, les lésions de la rétine et de la choroïde viennent confirmer la théorie de Frerichs, d'accord ; mais l'observation clinique n'a pas toujours, et très heureusement, cette vérification ultime. Il faut donc tenir compte au point de vue de la symptomatologie des troubles visuels qui ne laisseront jamais de trace au fond de l'œil, aussi est-il rationnel de maintenir la division que j'ai établie d'après les faits que j'ai analysés dans ce mémoire. Je répéterai que les lésions du fond de l'œil que j'ai rangées dans la troisième division n'apparaissent pendant la vie que dans les formes graves, chez les cachectiques nombreux dans les pays chauds et en Algérie où M. Poncet les a étudiées.

En France, elles sont très rares et c'est une fortune singulière que d'avoir pu les constater chez un malade qui, il faut le dire tout de suite, avait contracté la fièvre intermittente dans la dernière expédition du Tonkin et rentrait par conséquent dans la catégorie des malades dont je viens de parler.

Il m'a été donné, en effet, d'examiner, il y a quelques mois, à l'Hôtel-Dieu de Nantes, dans le service de mon savant ami le Dr Gentit, médecin principal, un jeune homme dont les troubles visuels ne pouvaient avoir d'autre cause que l'intoxication paludéenne.

Voici son histoire en quelques mots :

Desgranges (Jacques), du train des équipages, âgé de 25 ans, n'a pas d'antécédent morbide. Il est parti pour le Tonkin au mois de mars 1885 ; le 10 août, après trois mois de séjour, il est pris de dysenterie et de fièvre intermittente tous les deux jours. La fièvre cède au sulfate de quinine au bout de trois semaines. Trois mois après il s'embarque pour la France et est pris de nouveaux accès de fièvre pendant la traversée. Après avoir passé 26 jours à

62

O. D.

O. G.

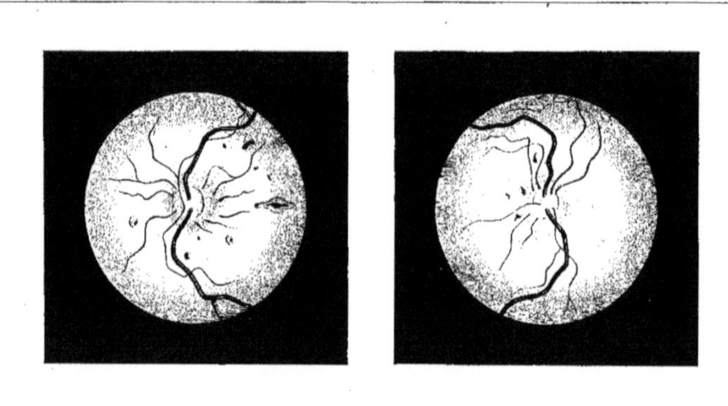

LÉSIONS DU FOND DE L'ŒIL DANS L'INTOXICATION PALUDÉENNE

Toulon il se rend à Alix (Rhône) où, pendant trois mois, il a des fièvres intermittentes à type tierce qui cessent encore grâce au sulfate de quinine. Nouveaux accès du 10 avril au 13 mai. Il arrive alors à Nantes et rentre à l'hôpital.

Il est profondément amaigri et pâle, son aspect est cachectique. Les troubles oculaires qui datent du 1er juin sont très accentués à droite et faibles à gauche.

L'analyse de l'urine ne dénote la présence ni de sucre ni d'albumine.

Tout-à-coup un brouillard s'étendit sur l'œil droit et lui fit voir confusément les choses environnantes ; à 3 mètres il était impossible au malade d'en distinguer la forme. Puis pendant quelques jours un scotome limité ne lui permit de voir que la moitié des objets. Ce fut environ quinze jours après l'apparition de ces phénomènes que je pratiquai l'examen ophtalmoscopique. Les lésions que je découvris caractérisent la névrite optique accompagnée d'hémorrhagies rétiniennes et sont fidèlement reproduites dans la planche ci-annexée.

— O. D. Névrite optique avec infiltration péri-papillaire qui masque l'origine de plusieurs artères ; teinte grise de la portion centrale du nerf optique. Dilatation et congestion veineuse. Tache hémorrhagique transversale, en forme de losange dans la région de la macula. La portion centrale est rouge foncé, les bords plus pâles présentent un commencement de résorption ; il en est ainsi dans huit autres taches disséminées à la périphérie.

— O. G. Les altérations sont moins accentuées. Léger œdème péri-papillaire qui permet de distinguer les contours du nerf optique. Congestion veineuse. Quatre hémorrhagies ponctuées disposées autour de la papille.

Trois semaines plus tard les taches existaient encore, mais elles étaient décolorées et la vision s'était sensiblement améliorée. Le scotome avait entièrement disparu à droite et l'acuité était devenue normale à gauche. La thérapeutique avait consisté dans l'emploi du sulfate de quinine et dans une médication tonique.

Cette planche est la première qui représente les lésions du fond de l'œil dues à l'impaludisme et constatées pendant la vie.

---

Imp. ve Camille Mellinet, pl. Pilori, 5. — L. Mellinet et Cie, suc^rs.

www.ingramcontent.com/pod-product-compliance
Ingram Content Group UK Ltd.
Pitfield, Milton Keynes, MK11 3LW, UK
UKHW020420220726
13923UKWH00005B/2076

9 782019 144593